健康中国2030·健康教育系列丛书

脑血管疾病防治

主　编　杨月明

副主编　王　东

U0313285

科学出版社

北　京

图书在版编目（CIP）数据

脑血管疾病防治 / 杨月明主编. —北京：科学出版社，2017.4

（健康中国2030·健康教育系列丛书）

ISBN 978-7-03-052522-2

Ⅰ.①脑… Ⅱ.①杨… Ⅲ.①脑血管疾病–防治 Ⅳ.①R743

中国版本图书馆CIP数据核字（2017）第073611号

责任编辑：张天佐 李国红 / 责任校对：郑金红
责任印制：赵 博 / 封面设计：范 唯

科学出版社 出版

北京东黄城根北街16号

邮政编码：100717

http://www.sciencep.com

安泰印刷厂 印刷

科学出版社发行 各地新华书店经销

*

2017年4月第 一 版 开本：787×960 1/32

2017年4月第一次印刷 印张：1 1/2

字数：13 000

定价：15.00元

（如有印装质量问题，我社负责调换）

"健康中国 2030·健康教育系列丛书"编写委员会

主任委员：王凌峰　　陈宝军

副主任委员：朱永蒙　　张生彬　　陈　吉
　　　　　　刘　岱　　张志坚　　尚　谦
　　　　　　高柏青　　黄再青

委　　　员：王　东　　王　辉　　葛智平
　　　　　　崔　宏　　杨敬平　　李子玲
　　　　　　王丹彤　　张霄雁　　刘致中
　　　　　　巴　特　　郭卫东　　郝锦丽

总 策 划：王志香

总　序

中共中央、国务院印发的《"健康中国 2030"规划纲要》指出："健康是促进人的全面发展的必然要求，是经济社会发展的基础条件。实现国民健康长寿，是国家富强、民族振兴的重要标志，也是全国各族人民的共同愿望。"

推进健康中国建设，是全面建成小康社会、基本实现社会主义现代化的重要基础，是全面提升中华民族健康素质、实现人民健康与经济社会协调发展的国家战略，是积极参与全球健康治理、履行 2030 年可持续发展议程国际承诺的重大举措。未来 15 年，是推进健康中国建设的重要战略机遇期。

为推进健康中国建设，提高人民健康水平，根据党的十八届五中全会战略部署，我们组织相关专家和医生，本着为大众健康服务的宗旨，编写了本套丛书，主要内容是针对常见病、多发病和大众关心的健康问题。本丛书以医学理论为基础，关注临床、关注患者需求、关注群众身心健康，通过简洁凝练、图文并茂、通俗易懂、简单实用的例子，指导群众如何预防疾病、患者何时就医，如何指导患者进行家庭康复和护理等，将健康的生活方式直接明了地展现在读者面前。

由于编写工作时间紧、任务重，书中难免有不足之处，敬请各位专家和读者提出宝贵意见和建议，以便今后加以改进和完善。

编委会

2017.1

目　录

脑血管疾病是神经系统最常见的疾病，对公众健康威胁最大。

一、脑血管疾病的概念与分类

（一）脑血管疾病的概念

脑血管疾病是各种血管源性病因引起的脑部疾病的总称（脑动脉、毛细血管网、脑静脉），是中枢神经系统的常见病及多发病。"血管源性病因"指：

◆（1）心血管系统和其他系统或器官的病损，累及脑部血管和循环的功能。最常见的病因为动脉粥样硬化；其次为心脏疾病（最常见的是非瓣膜性房颤）。

◆（2）颅内血管本身病变：如发育异常、创伤、肿瘤等。

脑卒中是指急性起病的脑血管疾病，迅速出现局限性或弥漫性脑功能缺失的症状和体征，包括缺血性卒中（脑梗死）、出血性卒中（脑出血、蛛网膜下腔出血）等综合征，临床上常见的有血栓形成和心脏、大血管栓子脱落导致的脑栓塞，高血压及脑部小血管硬化引起脑血管破裂导致的脑出血，动脉瘤或脑血管畸形破裂导致蛛网膜下腔出血等。在所有类型的卒中类型中，缺血性卒中占全部卒中的87%，脑出血占 10%，其余部分为蛛网膜下腔出血。

脑血管疾病最常见的病理结果（或致病方式）有三种：

◆（1）血管严重狭窄或梗阻，导致远端支配区缺血缺氧，影像学（头部 CT 或 MRI）显示为梗死形成的病灶。

◆（2）脑血管破裂，血液流入脑组织（脑出血）、蛛网膜下腔或脑室系统（蛛网膜下腔出血、脑室出血）。

◆（3）占位：脑血管先天变异，如

动脉瘤、动静脉畸形等，对周围结构形成压迫（如后交通动脉压迫同侧动眼神经等）。

脑血液循环应该是一个封闭的血管环路（vascular loop），即心脏→大动脉→小血管（包括小动脉、微循环、小静脉）→脑大静脉与静脉窦→心脏。另外，因为先天变异等疾病，导致这个血管环不完整，导致反常栓子形成或者脑血液循环代偿能力下降；而当脑血液循环障碍导致脑梗死时，这个血管环有再生的能力，形成了侧支循环。

（二）脑血管病的分类

1. 文献记载

国内比较系统地介绍脑血管病分类及概念的文献见于1994年《中华神经内科杂志》；国际上最近发表的脑血管病系统分类见于 ICD-10。

2. 按照病理性质来分

◆（1）缺血性脑卒中或脑梗死，包括脑血栓形成和脑栓塞等。

◆（2）出血性脑卒中，包括脑出血和蛛网膜下腔出血等。

3. 按照起病形式（急、缓）来分

◆（1）急性脑血管疾病

其又称脑血管意外、中风或卒中（stroke）。包括缺血性和出血性，缺血性是血栓形成或栓塞导致脑组织缺血坏死，出血性是脑血管破裂出血导致脑组织损伤，最终均可出现突然起病的脑血液循环障碍，表现为局灶性神经功能缺损，甚至伴发意识障碍。高血压脑病是急性脑血管病的一种特殊形式。

◆（2）慢性脑血管疾病

如慢性脑供血不足（脑灌注下降）、脑动脉粥样硬化（cerebral atherosclerosis）、血管性痴呆等引起的脑代谢及功能障碍。

4. 按照病因分类

参照 TOAST 分型，缺血性卒中主要包括 5 个亚型：大动脉粥样硬化性卒中、心源性脑栓塞、小动脉闭塞性卒中或腔隙性卒中、其他原因所致的缺血性卒中（少见的脑血管病）、不明原因的缺血性卒中。

5. 按照病变影响的脑循环系统不同分类

主要参照 OCSP 分型：包括完全前循环、部分前循环、后循环及腔隙性梗死。

6. 按照 CT 影像学显示的梗死面积大小分类

包括大面积、小面积及腔隙性梗死。

7. 根据症状和体征的演变过程（时间和病情的严重程度）

可将缺血性卒中分为四型：

◆（1）短暂性脑缺血发作（TIA）：发作性神经功能缺失，症状持续数分钟或数十分钟，通常不超过 1 小时。

◆（2）脑卒中：出现持续性神经功能缺失。

◆（3）进展性卒中：神经功能缺失在 24 ～ 48 小时呈进展性。

◆（4）完全性卒中：在数小时内神经功能完全缺失。

二、脑血管疾病的病因和危险因素

（一）脑血管疾病的病因

　　脑血管疾病的发生大多数与全身性血管病变的脑部表现有关，仅少部分为单纯的脑血管病变。病因或为单一的，或为多种病因综合作用导致。常见的病因有以下四类。

　　1. 血管壁病变

　　◆（1）脑动脉硬化：最常见。动脉粥样硬化主要累及大动脉和中等管径的动脉，以及高血压性小动脉硬化。

　　◆（2）动脉炎：包括感染性和非感染性动脉炎等。

　　◆（3）先天性发育异常：颅内动脉瘤、动静脉畸形及先天性血管狭窄等。

◆（4）血管损伤：脑部外伤、手术、侵入性操作及药物、毒物等所致的血管损伤。

2. 心脏病及血流动力学改变

高血压、低血压、血压急骤波动、心脏瓣膜病变、心肌病、心律失常及心力衰竭等均可以导致脑卒中。

3. 血液成分的改变

血液系统疾病如白血病、红细胞增多症、高纤维蛋白原血症、贫血、弥散性血管内凝血以及使用抗凝剂、避孕药等引起的凝血机制异常，高血糖、高血脂引起的高黏血症及动脉粥样硬化等。

4. 其他病因

体内存在各种栓子来源，如空气、脂肪、癌细胞和寄生虫等栓子，偏头痛、头外伤，食物或药物过敏、中毒等常使凝血机制异常或血管受损。

（二）脑血管疾病的危险因素

许多因素可以增加脑血管疾病的风险，如果这些因素长期存在，日积月累，将造成不可逆转的病理改变，使脑血管病发生的机会大大增加。那么，常见的危险因素有哪些呢？

脑血管疾病的危险因素一般分为两大类，一类是不可干预的，一类是可干预的。通过对危险因素的干预，可以降低脑血管疾病的发病率和死亡率。

1. 不可干预的危险因素

◆（1）年龄和性别：是脑卒中的重要危险因素。年龄与脑卒中发生呈正相关，55岁后每增加10岁，脑卒中发病率增加1倍以上。

◆（2）遗传：脑卒中有家族遗传倾向。高血压、高血脂、肥胖等因素的遗传对脑卒中的发生有促进作用。

◆（3）种族：不同种族脑卒中发病率和死亡率差异很大，中国、日本等亚洲国家脑卒中发病率较高。

2. 可干预的危险因素

◆（1）高血压：是目前公认的引起卒中的首要危险因素，且血压的高低和高血压持续的时间与卒中的发生率成正比关系。基线收缩压每增加 10 mmHg（1 mmHg=0.133 kPa），脑卒中相对危险即增加49%，舒张压每增加 5 mmHg，脑卒中相对危险即增加46%。高血压对亚洲人群脑卒中发病率的影响程度约是西方人的 1.5 倍。如果高血压长期得不到控制，将大大增加卒中的发生概率，即使无明显症状的高血压病患者亦是如此。

◆（2）心脏病：各种心脏病，如冠心病、心房纤颤、心脏瓣膜病、心功能不全、卵圆孔未闭、各种心内膜炎等引起心脏输出血量和循环血量减少时，脑部的血液供应也相对减少，这就增加了其发生卒中的危险，是卒中的主要危险因素。据统计，冠心病患者的缺血性卒中发生率高于无冠心病患者的2倍；约半数心源性脑栓塞由房颤所致；心脏瓣膜病尤其是二尖瓣环状钙化合并房颤可使卒中风险增加4倍；左心室肥大可使卒中风险增加3倍；心力衰竭使风险增加4倍。

◆（3）糖尿病：糖尿病可以促使动脉粥样硬化的发生发展，易发生高血压、肥胖、高脂血症，增加血液黏度，使卒中的发生概率明显增加。而且一旦糖尿病患者出现卒中，其恢复程度和预后较非糖尿病患者明显差。

◆（4）短暂性脑缺血发作或脑卒中病史：短暂性脑缺血发作可以反复发生，约1/3患者发作后发生脑卒中，约30%缺血性卒中患者有发作史。现已证实短暂性脑缺血发作是所有卒中和缺血性卒中的危险因素。短暂性脑缺血的发作愈频繁，卒中的概率就愈高。

◆ （5）高脂血症：血液中胆固醇、甘油三酯、低密度脂蛋白的增高和高密度脂蛋白的减少可增加血液黏稠度，促进胆固醇的沉积，加速动脉硬化，与脑卒中密切相关。亚太组织合作研究项目通过对亚洲人群 352 033 名受试者的研究发现，总胆固醇每升高 1mmol/L，卒中发生率就增加 25%。

◆ （6）饮食与肥胖：高脂肪、高盐、低钙饮食对脑血管是不利的。食用过多肉类和动物油会造成高脂血症，促进动脉硬化的形成。高盐饮食能导致高血压是比较明确的。近年来，人们已开始认识到，低钙饮食不但会造成骨质疏松的发生，还与高血压、动脉硬化有密切关系。目前关于肥胖与卒中关系的研究结论较为统一：体质量指数（BMI）增高和腹型肥胖均是卒中的独立危险因素。体重分类多根据BMI，即体重（kg）/身高的平方（m²）。中国肥胖问题工作组根据20世纪90年代中国人群有关数据的汇总分析报告首次提出了适合中国成人的肥胖标准：BMI ≥ 24 为超重，BMI ≥ 28 为肥胖。

◆（7）吸烟与饮酒

吸烟可以使缺血性卒中风险增加2倍，与吸烟量呈正相关；烟草中的成分尼古丁可导致血管收缩和高血压、血液黏度增加，并使动脉硬化程度加重。

少量饮酒与缺血性卒中无明显相关性，长期大量饮酒与高血压密切相关，是卒中的危险因素。研究显示，缺血性卒中发病风险与饮酒量之间则呈"J"形风险曲线，适量饮酒可以改善脂质构成（增加高密度脂蛋白与胆固醇比例），降低血小板聚集性和纤维蛋白原浓度，减少血栓形成，从而降低缺血性卒中的发病风险；而过量饮酒可使卒中发病风险升高。饮酒可以增加脑出血的风险，酗酒者脑卒中发生率是一般人群的 4 ～ 5 倍。

◆（8）运动与锻炼：运动量少和低强度锻炼可以显著增加卒中发病率和死亡风险。

◆（9）颈动脉斑块：在颈总动脉和颈内、颈外动脉的分叉处极易产生斑块，由此造成颈动脉狭窄导致缺血性脑卒中发生。颈动脉狭窄是缺血性脑卒中的一个重要危险因素。年龄＞65 岁的人群中颈动脉狭窄更为常见，多数患者系无症状性颈动脉狭窄。

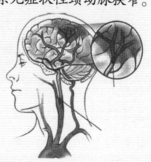

颅内外动脉粥样硬化斑块示意图

◆（10）阻塞性睡眠呼吸暂停低通气综合征（OSAHS）：是脑卒中的独立危险因素。OSAHS 导致的反复呼吸暂停、低氧血症、高碳酸血症，以及 OSAHS 患者易合并的多重危险因素，构成了慢性和急性脑循环障碍的病理生理基础。夜间睡眠期间是卒中的好发时段，习惯性打鼾者脑血管疾病的发病率是无习惯性打鼾者的 3～10 倍，且发病年龄更早，易在睡眠中发病。

◆（11）社会心理因素：社会心理因素在动脉粥样硬化性疾病的病理生理学中发挥重要作用。在年龄 <65 岁的人群中抑郁症状使脑卒中和（或）短暂性脑缺血发作风险显著增加，而且这种相关性独立于性别、年龄，以及高血压和心房颤动等心血管病因素；而在年龄 >65 岁的人群中，抑郁症状与脑卒中和（或）短暂性脑缺血发作则无明显关联性。

三、缺血性脑血管疾病的预防

国内外的成功经验表明，控制脑卒中危险因素和规范化的治疗，可有效降低其发病率、死亡率、复发率和致残率。国家卫生计生委王国强副主任说："当前慢性病已经成为居民健康和过早死亡的主要危险，其中心脑血管疾病在城乡居民主要疾病死亡的构成比中已经占 40% 以上。国内外的经验表明，脑卒中是一种可以预防的疾病，尤其对一些慢性非传染性疾病的预防效果较恶性肿瘤和冠心病更有成效。

（一）一级预防

一级预防是未发生脑卒中但有发病风险的人群或个体控制卒中病因，对可以干预的危险因素采取干预措施，减少或消除发病风险和阻止发病。对35岁以上人群进行定期检查，采取措施进行针对性的治疗可以有效地预防脑卒中的发生。

1. 控制血压

◆（1）加强血压监测，知晓血压变化情况；有高血压和（或）卒中家族史的患者应增加血压测量次数，高血压患者应每月测量一次血压，以调整服药剂量。目前，在临床和人群防治工作中，主要采用诊室血压、动态血压及家庭自测血压三种方法。

◆（2）通过饮食、运动及选用降压药物控制血压，使血压达标，减少靶器官损害。

2. 治疗心脏病

治疗冠心病、心房纤颤、心脏瓣膜病、心功能不全、卵圆孔未闭、各种心内膜炎等危险因素，心房纤颤的危害更不容忽视，可以在医师的指导下使用抗凝剂（如华法林)、抗血小板聚集药物（如阿司匹林）预防。

3. 控制血糖

◆（1）重视糖尿病前期的筛查，对于45岁以上、糖尿病家族史、高血压、高血脂、肥胖及有巨大儿生产史的妇女患者进行糖耐量实验及早发现糖尿病。对已经发现的糖耐量异常患者，采取措施，使其血糖恢复正常。

◆（2）对于已经确诊的糖尿病，在医生的指导下，将糖化血红蛋白降至7%，能显著降低糖尿病微血管并发症，进一步降低微血管病变。

◆（3）须警惕低血糖的发生。

4. 控制血脂

◆（1）20岁以上的成年人至少每5年测量1次空腹血脂，包括TC、LDL-C、HDL-C和TG测定。40岁以上男性和绝经期后女性应每年进行血脂检查。对于缺血性心血管病及卒中的高危人群，则应每3～6个月测定1次血脂。对于因缺血性心血管病住院治疗的患者应在入院时或24小时内检测血脂。

◆（2）对于具有10年动脉粥样硬化性心血管疾病（ASCVD）风险的患者，应在改变生活方式的基础上，全面评估患者的总体危险，针对不同危险水平制订治疗方案。总体原则如下：

1）低危人群：首选治疗性生活方式改变、监测血脂及其他危险因素。3个月后效果仍不佳者，应加用降脂药物治疗；

2）中危人群：首选治疗性生活方式改变、监测血脂及其他危险因素，1个月后效果仍不佳者，应加用降脂药物治疗；

3）高危人群：立即开始对血脂异常及并存的危险因素和临床情况进行药物治疗。

◆（3）对于原发性LDL-C > 4.9mmol/L的人群，应采取中、高等强度他汀类药物治疗（表 1）。

表 1 血脂异常危险分层方案

危险分层	TC 5.18～6.19 mmol/L 或 LDL-C 3.37～4.12mmol/L	TC ≥ 6.22mol/L 或 LDL-C ≥ 4.14mmol/L
无高血压且其他危险因素＜3	低危	低危
高血压或其他危险因素≥3	低危	中危
高血压且其他危险因素≥1	中危	高危
冠心病及其等危症	高危	高危

注：1.其他危险因素包括：年龄（男性≥45岁，女性≥55岁）、吸烟、低 HDL-C、肥胖和早发心血管病家族史、TC 总胆固醇，LDL-C 低密度脂蛋白。2.冠心病等危症包括：①有临床表现的冠状动脉以外动脉的动脉粥样硬化：包括缺血性卒中、周围动脉疾病、腹主动脉瘤和症状性颈动脉病（如短暂性脑缺血发作）等；②糖尿病；③有多种危险因素，其发生主要冠状动脉事件的危险，相当于已确立的冠心病，或心肌梗死或冠病死亡的 10 年危险 >20%。

◆（4）对于 40 ～ 75 岁、LDL-C 为 1.8 ～ 4.9mmol/L 的糖尿病人群，应采取中等强度他汀类药物治疗。

◆（5）血脂异常伴高血压高危、糖尿病、心血管病患者为卒中高危／极高危状态，此类患者不论基线 LDL-C 水平如何，均提倡采用改变生活方式和他汀类药物治疗，将 LDL-C 降至 1.8 mmol/L 以下或使 LDL-C 水平比基线时下降 30% ～ 40%。

◆（6）TG ≥ 5.65mol/L 应评估高脂血症发生的原因，以生活方式干预为主；也可根据情况考虑应用贝特类或烟酸类药物。

5. 控制饮食和体重

合理膳食，多食蔬菜、水果及海产品，限制食盐摄入量，补钙、补钾，适当补充高膳食纤维、富含不饱和脂肪酸、低饱和脂肪酸的食物。研究显示：水果、蔬菜的摄入量和卒中风险呈负相关。与每日摄入小于 3 份蔬菜水果的群体相比，每日摄入 3 ～ 5 份水果蔬菜的群体缺血性卒中的发病风险明显降低，每日摄入 5 份以上蔬菜水果的群体卒中发病风险降低更为显著。

中国居民平衡膳食宝塔(2016)

油25～30克
盐6克
糖50克

奶制品类300克
豆类及坚果25克以上

日均饮用水
1500~1700毫升

畜禽肉类40～75克
鱼虾类40～75克
蛋　类40`50克

蔬菜类300～500克
水果类200～350克

谷薯类和杂豆
250～400克

每天活动6000步　　　一日三餐吃什么

控制体重，合理减肥，适当增加体力活动和运动，维持适度体重，体重指数维持在 BMI 在 18.5 ～ 23.9 kg/m² 为正常

（中国标准）。建议健康成年人从事有氧运动，每周 3～4 次，每次持续约 40 分钟，可涉及中度至强度的体力活动。

6. 戒烟和限酒

应通过教育、生物反馈、行为调整和催眠疗法鼓励患者戒烟。

大量饮酒者应减少饮酒或戒酒。对饮酒者，不要酗酒；男性每日酒精的摄入量不应超过 2 个标准杯，女性每日酒精的摄入量应不超过 1 个标准杯（1 个标准杯 =12g 酒精）。

7. 颈动脉斑块的干预

建议对 >40 岁的人群进行脑卒中危险因素（高血压、血脂异常、糖尿病、心房颤动、吸烟史、明显超重或肥胖、缺乏运动和脑卒中家族史）筛查。

对于年龄 >40 岁的高危人群（危险因素 ≥ 3 个）或既往有脑卒中或 TIA 病史的人群建议常规检查颈动脉彩超。不推荐对低危人群进行常规筛查。

对颈动脉彩超仅发现内膜增厚的人群，建议首先改变生活方式（如戒烟、适量运动和低盐、低脂、低糖、低热量饮食）；并每年复查颈动脉彩超 1 次。

对于颈动脉彩超发现的颈动脉粥样硬化斑块和颈动脉狭窄，应确定斑块性质及狭窄程度。

确诊的不稳定斑块（包括软斑块或混合性斑块）患者建议在生活方式改变的基础上服用他汀类药物治疗。

确诊的颈动脉狭窄（狭窄 >50%）患者应当每日给予他汀类药物和阿司匹林。同时，患者应当被筛查其他可干预的脑卒中危险因素，并给予改变生活方式及恰当的药物治疗，建议其在有资质的医院每年复查颈动脉彩超。

确诊的颈动脉重度狭窄（狭窄 >70%）且预期寿命 >5 年者，建议其可以在有条件的医院（围手术期卒中和死亡发生率<3%的医院）行颈动脉剥脱术（CEA）治疗，同时推荐联合应用阿司匹林治疗。但是，CEA相对于单独应用同时代最佳药物治疗的效果尚不确定。

对于行CEA风险较高的患者，可以考虑做血管内支架成形术（CAS），但CAS能否替代CEA治疗目前尚不明确；经过慎重选择的患者中（DSA证实狭窄≥60%，多普勒超声证实狭窄≥70%，或超声显示狭窄50%～60%，而CTA和MRA证实狭窄>80%）可考虑行预防性CAS。

8.阻塞性睡眠呼吸暂停低通气综合征（OSAHS）的治疗

经鼻持续气道正压通气已成为治疗OSAHS的首选治疗措施，且研究显示未经治疗的OSAHS患者脑卒中复发率高于经过正规治疗者，故在脑卒中高危人群中应积极推广OSAHS的筛查及治疗。

9. 治疗抑郁症

研究表明，乐观的生活态度和克服困难的勇气和决心，对于预防脑卒中起到重要作用。抑郁症患者要正视自己的心理障碍，合理安排时间，培养新的兴趣爱好。积极自我调整适应新的环境变化，正视并接受衰老和疾病的过程，面对困难知道该如何应对及寻求帮助，就能够走出抑郁症的阴影。适当的心理治疗及药物干预对于抑郁症患者也是必要的。

10. 适当应用阿司匹林

2012 年美国胸科医师学会发布的第 9 版《抗栓治疗与血栓形成预防指南》推荐，年龄≥50 岁的无症状心血管疾病患者，应用小剂量的阿司匹林 75～100 mg/d 优于不用；阿司匹林服用 10 年可轻度降低各类心血管风险全因死亡率。《中国卒中一级预防指南》也推荐，对 10 年心脑血管事件风险为 6%～10% 的个体，应使用阿司匹林进行心脑血管疾病预防。

（二）二级预防

二级预防是指对发生过一次或多次脑卒中的患者，通过寻找卒中相关的危险因素，达到降低卒中复发风险的目的。

1. 从首次卒中发病机制的评估开始

了解首次卒中的病因学机制对于卒中的二级预防至关重要。如前所述，TOAST 分型将缺血性卒中的机制分为大动脉粥样硬化性卒中、心源性脑栓塞、小动脉闭塞性卒中或腔隙性卒中、其他原因所致的缺血性卒中（少见的脑血管病）、不明原因的缺血性卒中。腔隙性卒中的患者常伴多重危险因素，须强化危险因素干预。缺血性卒中患者建议使用抗血小板药物治疗，降低卒中再发风险；房颤诱发的心源性栓塞，适宜小剂量抗血小板（阿司匹林）和抗凝（华法林）药物干预，同时须注意监测凝血酶原时间的国际标准化比值（INR）推荐指标为 2.0～3.0。

2. 抗血小板聚集药物的治疗

◆（1）对于非心源性栓塞性缺血性卒中或 TIA 患者，如果没有抗血小板药物禁忌证，应该使用抗血小板药而不是口服抗凝药来降低卒中再发及其他心血管事件的发生风险。阿司匹林（75～325 mg/d）单药治疗或阿司匹林 25mg 和缓释双嘧达莫 200mg，每日 2 次联合治疗或氯吡格雷（75mg/d）单药治疗均为合理的治疗选择。

◆（2）抗血小板药物的选择应个体化，根据患者的危险因素、经济情况、耐受性及其他临床特征进行选择。

◆（3）如不能耐受阿司匹林或存在阿司匹林抵抗，或口服双嘧达莫出现头痛症状，可用氯吡格雷（75mg/d）单药治疗。

◆（4）对于高危患者如曾经发生脑卒中、外周动脉疾病、症状性冠状动脉疾病或糖尿病等，氯吡格雷预防血管性事件发生可能优于阿司匹林（表2）。

表2　Essen卒中风险评分量表

卒中复发风险评估表

危险因素或疾病	分数
年龄65～75岁	1
年龄>75岁	2
高血压	1
糖尿病	1
既往心肌梗死	1
其他心血管病（除心肌梗死和心房颤动）	1
周围血管病	1
吸烟	1
除本次事件之外的短暂性脑缺血发作或缺血性卒中	1

注：低危：0～2分；高危：3～6分；极高危：7～9分。

◆（5）发病24h内，具有脑卒中高复发风险（ABCD2评分≥4分，见表3）的急性非心源性短暂性脑缺血发作或轻型缺血性脑卒中患者（NIHSS评分≤3分），应尽早给予阿司匹林联合氯吡格雷治疗 21 天，但应严密观察出血风险，此后可单用阿司匹林或氯吡格雷作为缺血性脑卒中长期二级预防一线用药。发病 30 天内伴有症状性颅内动脉严重狭窄（狭窄率 70%～99%）的缺血性脑卒中或短暂性脑缺血发作患者，应尽早给予阿司匹林联合氯吡格雷治疗 90 天。此后，阿司匹林或氯吡格雷单用均作为长期二级预防一线用药。

表3　ABCD2 评分量表

ABCD2 评分（总分 0～7 分）	得分
A 年龄≥ 60 岁	1
B 血压≥ 140/90mmHg	1
C 临床表现	
单侧肢体无力	2
有言语障碍而无肢体无力	1
D 症状持续时间	
≥ 60 分钟	2
10～59 分钟	1
D 糖尿病：口服降糖药或应用胰岛素治疗	1

注：ABCD2 评分 0～3 分判定为低危人群，4～5 分为中危人群，6～7 分为高危人群。

◆（6）阿司匹林联合氯吡格雷的出血风险高于单用氯吡格雷，应定期监测血常规，高龄或同时服用卡马西平等可能影响造血系统药物的患者尤应注意。

◆（7）对服用阿司匹林期间发生缺血性卒中或 TIA 的患者，没有证据表明增加阿司匹林剂量能够额外获益。尽管通常会考虑更换抗血小板药，目前尚无针对在服用阿司匹林期间发生缺血事件患者的单药或联合用药研究。

3. 心源性栓塞的抗栓治疗

心源性栓塞与非心源性栓塞的脑卒中二级预防有所不同，前者病因一般包括心房颤动、急性心肌梗死和左心室附壁血栓、心脏瓣膜病、心脏人工瓣膜置换术、心肌病和心功能衰竭。

◆（1）心房颤动：是引起心源性栓塞的最常见原因，约 70% 为非瓣膜性心房颤动。心房颤动患者需行抗凝治疗，除传统药物华法林外，阿哌沙班、达比加群和利伐沙班等新型口服抗凝药也可以用于心房颤动患者的脑卒中二级预防。伴心房颤动的脑卒中患者应于出现脑部受损症状 14 天内行抗凝治疗，若出血风险较大，可酌情于 14 天后行抗凝治疗。当患者存在抗凝药物禁忌证时，推荐单独应用阿司匹林。

◆（2）急性心肌梗死和左心室附壁血栓：急性心肌梗死后 2～4 周内发生心源性栓塞的概率约为 2.5%，栓子多源于左心室附壁血栓。增龄、血栓大小和带蒂血栓均为脑卒中的危险因素。对于急性心肌梗死和左心室附壁血栓合并脑卒中的患者，推荐持续应用华法林抗凝治疗 3 个月以上并维持国际标准化比值（INR）于 2.0～3.0，同时联合抗血小板治疗。当患者不能耐受华法林时，考虑阿哌沙班、低分子肝素、达比加群或利伐沙班替代治疗。

◆（3）心脏瓣膜病：心脏瓣膜病的类型有多种，对于风湿性二尖瓣病变、人工或生物瓣膜、二尖瓣关闭不全患者，推荐华法林抗凝治疗，目标剂量是维持国际标准化比值于2.0～3.0；二尖瓣脱垂和主动脉瓣病变患者，推荐抗血小板药物，一般为氯吡格雷与阿司匹林联合应用；风湿性二尖瓣病变应用华法林后仍发生缺血性卒中患者，可加用抗血小板药物；二尖瓣钙化患者，推荐抗血小板药物或抗凝药物；行心脏人工瓣膜置换术患者，推荐华法林抗凝治疗，并维持人工主动脉瓣瓣膜的国际标准化比值于2.0～3.0。

4. 血压管理

◆（1）对于发生缺血性卒中和短暂性脑缺血发作（TIA）的患者，目标血压应控制在≤ 140/90 mmHg；对于合并糖尿病、慢性肾病的患者，其目标血压应控制在≤ 130/80 mmHg。

◆（2）降压治疗可选择单药或联合用药，并根据个体化原则制订治疗方案。

◆（3）现有研究显示，利尿剂或利尿剂与 ACEI 联合应用有效。

◆（4）加强生活方式的干预。生活方式调整可以降低血压，包括限制食盐摄入、减轻体重、摄入富含水果、蔬菜和低脂乳制品的饮食，进行规律的有氧体力活动以及限制饮酒。

5. 血糖管理

◆（1）缺血性卒中或短暂性脑缺血发作患者需检测空腹血糖、糖化血红蛋白（HbAlc）或口服葡萄糖耐量试验（OGTT）以筛查糖尿病，其中糖化血红蛋白可能较其他指标更敏感。

◆（2）通过合理饮食、运动、口服降糖药和皮下注射胰岛素以控制血糖水平。糖尿病患者应控制糖化血红蛋白水平 <7%。

◆（3）在降糖治疗的同时，应充分考虑患者自身的情况和药物安全性，制订个体化血糖控制目标，避免发生低血糖。

◆（4）糖尿病合并高血压患者，可以选择血管紧张素转换酶抑制剂（ACEI）和血管紧张素Ⅱ受体阻断剂（ARB）。

6. 血脂管理

◆（1）胆固醇水平升高的缺血性卒中患者，应该按照《中国成人血脂异常防治指南》进行生活方式的干预、饮食控制及药物治疗。

◆（2）发生过脑卒中的患者，应将低密度脂蛋白胆固醇降至＜2.60 mmol/L（100mg/dl）或使其下降幅度达30%～40%。

◆（3）对于伴多种危险因素，如冠心病、糖尿病、粥样硬化斑块形成的缺血性卒中或短暂性脑缺血发作患者，应将低密度脂蛋白胆固醇降至＜2.10mmol/L（80mg/dl）或使其下降幅度＞40%。

◆（4）对于存在颅内外大动脉粥样硬化易损斑块或动脉源性栓塞证据的缺血性卒中或短暂性脑缺血发作患者，无论是否伴血脂异常，均推荐尽早启动强化他汀类药物治疗，应将低密度脂蛋白胆固醇降至＜2.10mmol/L（80mg/dl）或使其下降幅度＞40%。

7. 颈动脉粥样硬化斑块和颈动脉狭窄的治疗

◆（1）有症状（TIA或小卒中）的轻中度颈动脉狭窄者首先选择内科保守治疗，他汀类药物除具有调节血脂的作用外，还有稳定血管内膜粥样斑块防止脱落的作用。

◆（2）症状性颈动脉狭窄70%～99%的患者推荐实施颈动脉内膜切除术（CEA）；50%～69%的症状性颈动脉狭窄患者，应根据患者年龄、性别、伴发疾病及首发症状严重程度等评估是否实施 CEA，且 CEA 应尽量在发生脑血管事件后 2 周内实施，术前术后都应使用抗血小板治疗。颈动脉内膜切除术对颈动脉狭窄的治疗有重要意义。

◆（3）颈动脉血管成形和支架置入术（CAS）亦是颈动脉粥样硬化狭窄的治疗方法之一，可有效治疗症状性颈动脉狭窄，但没有证据提示其在脑卒中二级预防中优于 CEA。

◆（4）对于 70 岁以下患者而言，两种治疗方法的预后无明显差异。与颈动脉内膜切除术相比，颈动脉支架成形术可以减少脑神经损伤和颈部血肿相关并发症，但具有较高的再狭窄率和病死率。当手术风险较大、存在手术禁忌证或手术不能到达狭窄部位时，可考虑颈动脉支架成形术，术前应联合应用氯吡格雷和阿司匹林并持续至术后至少 1 个月，此后单独应用氯吡格雷至少 12 个月。

四、出血性脑血管疾病的预防

◆（1）脑出血病史、2级以上高血压（BP>160/100mmHg）、男性及高龄是增加出血风险的最重要因素。

◆（2）降压治疗是降低脑出血风险的最重要的措施，许多研究都在调查急性脑出血最佳的血压控制目标。最近的数据表明，早期的积极治疗，在第1个小时内将收缩压降压目标控制在140mmHg以内是安全的，与保守的降压策略相比更能改善患者的功能预后。常用的降压药物应具有快速起效、短效、静脉内应用的特点。需要注意的是，脑出血的降压目标和脑梗死完全不同。

◆（3）吸烟、过度饮酒和可卡因滥用也是脑出血的危险因素，必须加以戒断。

◆（4）出血性脑卒中患者须考虑隐性血管瘤的可能，蛛网膜下腔出血多由颅内动脉瘤或脑血管畸形破裂引起，必须在降压的基础上结合外科治疗等干预措施。

（杨月明　王　东）